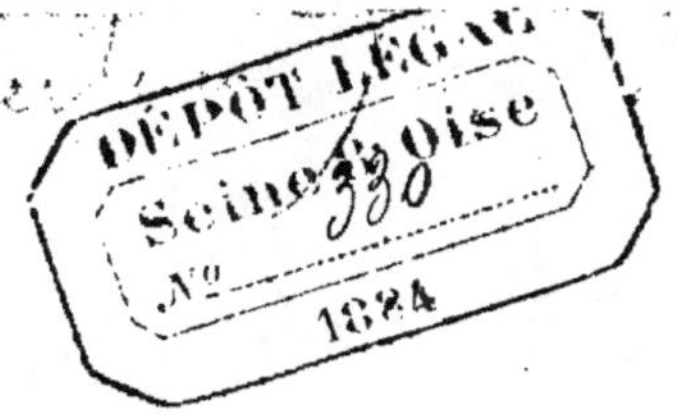

DES

DIFFÉRENTES PHASES DE L'HYPNOTISME

ET

EN PARTICULIER DE LA FASCINATON

CONFÉRENCE FAITE A LA SOCIÉTÉ HISTORIQUE

(CERCLE SAINT-SIMON)

le 16 *Janvier* 1884

Par M. le Docteur BRÉMAUD

Médecin de 1re classe de la marine.

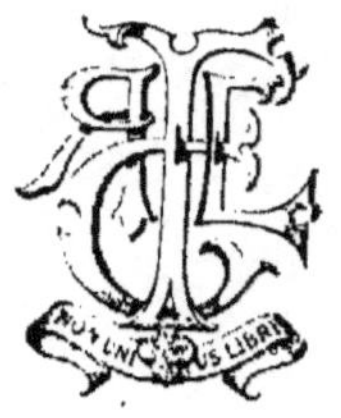

PARIS
LÉOPOLD CERF, LIBRAIRE-ÉDITEUR
13, RUE DE MÉDICIS

1884

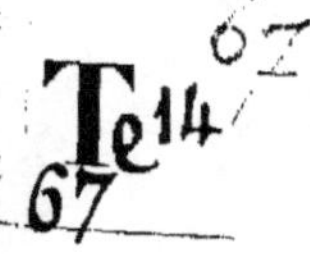

DES DIFFÉRENTES PHASES DE L'HYPNOTISME

ET EN PARTICULIER DE LA FASCINATION

Conférence faite à la *Société historique* le 16 janvier 1884,

par le Dr P. BRÉMAUD,
Médecin de 1re classe de la marine.

Messieurs,

Depuis quelques années, la question de ce qu'on appelle improprement « le magnétisme animal », est revenue à l'ordre du jour, elle est devenue le sujet des préoccupations d'un grand nombre de savants ; exploitée par des magnétiseurs ambulants, le danois Hanssen, l'italien Alberti, le hongrois Welles, le belge Donato, et par bien d'autres encore mais moins connus, discréditée par cela même aux yeux de beaucoup, elle est néanmoins étudiée avec le plus grand talent et la plus grande indépendance par des observateurs consciencieux que leurs travaux antérieurs prémunissent contre l'engouement et les autres causes d'erreurs Le professeur Charcot, Richer, Regnard, Chombard, à la Salpêtrière, — Ch. Richet, — Dumontpallier et Magnin à la Pitié, Heindenhain à Breslau, Bernheim à Nancy, Weinhold, Berger, etc., ont étudié la question de très près, mais dans des circonstances particulières qui paraissent peut-être de nature à lui enlever le caractère de généralité qu'elle semble pouvoir et même devoir revêtir. Concentrant leurs études dans les hôpitaux et n'employant guère comme sujets d'observations et d'expériences que des femmes d'une nervosité incontestée et le plus souvent atteintes d'hystéro-épilepsie, ils étudient les phénomènes curieux soit spontanés, soit provoqués qu'ils observent, comme des manifestations de la grande névrose dont le professeur Charcot a écrit l'histoire. — Et cependant tous ces magnétiseurs ambulants dont je viens de citer les noms vont de ville en ville, et prenant comme sujets une grande quantité de jeunes gens des deux sexes, ils provoquent sur, cette clientèle étrange, des phénomènes en grande partie comparables à ceux que le professeur Charcot et M. Dumontpallier ont les premiers étudiés et décrits avec tant de sagacité.

Que faut-il en conclure ? Les hystériques seraient-ils en si grande proportion dans ce monde, que tant de jeunes gens seraient atteints de cette terrible maladie, ou bien les spectacles auxquels nous sommes invités à grand renfort d'affiches et de réclames ne seraient-ils fondés que sur d'habiles impostures et des complaisances étranges ?

Pour élucider autant que mes moyens pouvaient me le permettre cette alternative qui troublait mon esprit, je me décidai, après avoir assisté à huit séances publiques tenues à Brest par Donato, à rechercher les nombreux sujets dont il s'était servi, à les interroger, à les serrer de près, à dévoiler enfin leur supercherie, ou à constater les manifestations morbides permettant de rattacher la production des phénomènes bizarres, qui avaient surexcité ma curiosité, à ces états nerveux décrits sous les noms de catalepsie, de léthargie, de somnambulisme.

I.

N'ayant à me préoccuper d'aucune considération de position, de clientèle, étant libre absolument et sauvegardé contre toute interprétation fâcheuse par l'appui que me prêtaient généreusement mes collègues et mes chefs de l'ordre médical et de l'ordre militaire, je me livrai pendant quatre longs mois à cette enquête et c'est pour vous en donner les résultats que je vous ai conviés ce soir. Je ne me dissimule, ni les périls qui attendent inévitablement celui qui sort des chemins battus, ni les dangers que peuvent provoquer de semblables recherches, mais préoccupé avant tout de la recherche de la vérité, je ne craindrai pas de dire ce que j'ai vu, de répéter devant vous quelques-unes des expériences que j'ai faites dans un but d'investigation personnelle et d'indiquer les conclusions de tout ordre qui s'imposent à mon esprit, remettant à plus tard l'explication déjà entrevue de la nature de ces phénomènes, de leur origine, de leur processus physiologique.

Ai-je bien vu? bien observé? Vous en jugerez vous-même; ce que je puis affirmer ici, c'est le vif désir d'être éclairé sur mes erreurs, si vous pensez que je me sois trompé.

Il est inutile de retracer tous les incidents de l'enquête à laquelle je me suis livré ; du reste devant exécuter devant vous sur des sujets connus, toutes les expériences servant de base à l'exposé des faits, cet historique n'offrirait qu'un intérêt médiocre. Après avoir examiné environ 60 des sujets ayant pris part aux expériences faites publiquement par Donato, je n'ai trouvé parmi eux aucun malade. Ces jeunes gens se sont tous rendus dans mon cabinet, ont été scrupuleusement interrogés, examinés et ayant pu en me mettant dans les conditions voulues reproduire les mêmes phénomènes qu'avait provoqués le « *magnétiseur* », étant arrivé à les provoquer moi-même pour la première fois, chez des jeunes gens absolument sains et qui n'avaient jamais vu Donato, n'en avaient jamais entendu parler, je crois pouvoir affirmer que tous ces phénomènes peuvent chez un très grand nombre de jeunes gens, être provoqués sans charlatanisme, sans compérage, sans supercherie, et enfin que, s'ils paraissent extraordinaires, ils ne sont pas du moins extrascientifiques.

M'inspirant de toutes ces expériences et les rattachant aux états nerveux étudiés sur les hystéro-épileptiques, il me semble d'abord que la léthargie, la catalepsie, le somnambulisme et tous les états qui s'y rattachent, hémi-léthargie, hémi-catalepsie, hémi-somnambulisme, somnambulisme double, production des illusions, des hallucinations, suggestions variées, ne sont point l'apanage exclusif de l'hystéro-épilepsie, mais peuvent être provoqués chez un très grand nombre de sujets de 14 à 26 ans paraissant en excellent état de santé. Enfin, on peut sur ces mêmes jeunes gens provoquer un état particulier, initial auquel je propose de donner le nom de fascination cataleptique. Tous ces états nerveux produits par l'action de divers agents physiques, sons, lumière, et même par des causes en apparence purement morales, intimidation, suggestion, etc., etc., seraient échelonnés en raison de l'intensité de la cause productrice et formeraient une chaîne dont les anneaux successifs seraient la fascination, la catalepsie, le somnambulisme, la léthargie.

Enfin, la cause de tous ces phénomènes serait dans un état particulier pouvant coexister avec toutes les apparences de la santé, dans une susceptibilité du système nerveux, que rien n'empêche d'appeler le nervosisme, et le processus physiologique, le mécanisme de production de tous ces états me semble pouvoir être rattaché à une excitation spéciale des centres nerveux, d'origine vaso-motrice, entraînant des phénomènes de dynamogénèse ou d'inhibition.

Avant de procéder devant vous à ces expériences, il faut tout d'abord établir que si les quatre états énumérés ci-dessus peuvent être successivement provoqués chez le plus grand nombre des sujets, il est des jeunes gens chez lesquels je n'ai pu faire naître que le premier ou deux ou trois de ces états.

Les uns jetés très rapidement dans l'état de fascination et celui de catalepsie, sont réfractaires à la léthargie et au somnambulisme, chez d'autres, l'état de fascination ne se développe que d'une façon incomplète, au moins par les procédés connus.

Je ne me servirai, dans cette conférence, comme mode de provocation que de la lumière ; tous les points lumineux de quelque nature qu'ils soient, boule métallique, pierre brillante, etc... peuvent être employés ; l'œil de l'expérimentateur, s'il réfléchit suffisamment la lumière dans un lieu vivement éclairé, peut suffir, si le sujet s'y prête de bonne grâce et consent à fixer son regard avec persistance.

La première fois qu'on cherche à provoquer le phénomène sur un nouveau sujet, il m'a paru très utile pour faciliter l'apparition de l'état nerveux désiré, de provoquer tout d'abord un certain degré de congestion encéphalique, soit en faisant tourner rapidement le sujet sur lui-même, soit en le faisant se baisser un certain temps, la tête rapprochée du sol ; la fixation du point lumineux commençant au moment où la congestion a atteint son plus haut point d'intensité. Les premiers résultats sont quelquefois lents à se manifester, mais il se forme très rapidement une sorte de susceptibilité particulière, un entraînement véritable, et alors les effets se manifestent avec une rapidité très grande, mais cependant variable suivant les sujets et leur disposition du moment.

La chaleur, une certaine réplétion de l'estomac, un éclairage très intense, ont paru les conditions les plus efficaces pour la provocation rapide des états nerveux que je vais faire naître devant vous.

Les jeunes gens que je vous présente, ayant été à plusieurs reprises, les sujets d'expériences analogues, il n'y a pas lieu d'être surpris de la rapidité avec laquelle vont se manifester les effets de l'état hypnotique.

Fascination

Expérience n° 1. — M. Z... 23 ans, brun, sanguin, vigoureux.

Employé à la Anglo-american telegraphic Company.

Je regarde vivement, brusquement et de très près ce jeune homme en lui enjoignant de me regarder avec toute la fixité dont il est capable ; l'effet est foudroyant, la figure s'est injectée, l'œil est grand ouvert, les pupilles dilatées, les vaisseaux de la conjonctive ont subi une dilatation considérable, le pouls de 70 est passé à 120 ; le regard du sujet est dorénavant fixé sur mes yeux ; je recule — M. Z..., me suit ; sa démarche est singulière : la tête est projetée en avant, les épaules relevées, les bras pendant le long du corps. Dans la course à laquelle M. Z... se livre pour me suivre, ses bras restent immobiles ; sa figure a pris une apparence particulière; toute expression a disparu, les yeux sont fixes, les traits figés; pas une fibre ne remue, pas une parole ne sort de ses lèvres immobiles, le masque est pétrifié. Il semble qu'il ne reste plus dans ce cerveau qu'une idée fixe : ne point quitter le point lumineux de mon œil. Parlez-lui, il ne vous répondra pas; insultez-le, pas une fibre de son visage ne tressaillera; frappez-le, il ne sentira pas la douleur: l'analgésie est évidente, les pincements, les chatouillements ne produisent aucune modification de mouvement, et pourtant M. Z... a conscience de son état, il a entendu tout ce qui s'est dit, et revenu à l'état normal, il rendra compte de tout ce qu'il aura éprouvé. Pour le faire sortir de cet état de fascination, car c'est bien là, ce me semble, l'état de l'oiseau devant le serpent, un souffle sur l'œil va suffire; je souffle, la scène change; la figure a repris instantanément sa mobilité, la congestion a disparu; les bras, les épaules ont repris leur liberté d'action, la sensibilité cutanée est maintenant normale et M. Z... qui semble soulagé et étonné va vous dire qu'il a eu conscience de toute cette scène, mais qu'il était incapable de manifester sa volonté et se sentait lié à mon regard par un lien plus fort que lui-même.

Ce ne sont pas là, Messieurs, les seules particularités de cet état de fascination; l'une des plus étranges à coup sûr est la tendance à l'imitation qui va faire de ce nouveau sujet le copiste servile de ma personne.

Expérience n° 2. — M. Cr... employé de l'administration de la marine.

Sous l'influence d'un regard fixe et rapproché, vous voyez en quelques secondes M. Cr... prendre la même attitude de tête, de bras, d'épaules que le précédent sujet; on remarque la dilatation exagérée des pupilles, l'accroissement de rapidité du pouls et l'analgésie. De ces symptômes, il en est deux qu'il semble absolument impossible de simuler et qui mettent l'expérimentateur en garde contre toute supercherie, c'est l'élévation subite du pouls, et cette dilatation considérable et instantanée de la pupille.

Dans l'état où se trouve M. Cr... la faculté ou plutôt l'instinct d'imitation n'étant plus réglé par la volonté et par le libre jeu des facultés de la raison, se manifeste avec une énergie bizarre. Je ris. M. Cr... rit aussi; je lève les bras, même mouvement du sujet; je saute... il saute; je grimace... il grimace; les diverses expressions que prend ma figure se reflètent aussitôt sur la sienne. Enfin, si mon corps et ma figure restant immobiles, je parle... M. Cr... répète toutes mes paroles avec une parfaite imitation d'intonation musicale. Il répète de même avec une imitation scrupuleuse d'accentuation et de prononciation quelques phrases d'allemand et d'anglais, d'espagnol, de russe, et de chinois, prononcées par divers auditeurs.

Cet état bizarre se dissipe instantanément par l'action d'un léger souffle sur les globes oculaires et M. Cr.., ayant repris sa complète liberté d'action, n'a aucun souvenir de ce qui vient de se passer; la longue durée de l'expérience, le prolongement de cet état nerveux entraînent presque toujours la perte de la mémoire des faits accomplis pendant ce laps de temps.

Expérience n° 3. — M. Z... Ce jeune homme est, en près de deux secondes, plongé dans le même état de fascination, et présente les symptômes déjà signalés. Je le fais passer très rapidement par toutes les phases d'imitation et d'attraction que vous avez déjà vues. Et maintenant, lui saisissant le bras j'en froisse rapidement toutes les masses musculaires; le membre est devenu rigide comme une barre de fer, le poing est violemment contracté la contracture est tellement forte que le bras devient exsangue, les chairs ont pâli et on peut à la main constater un refroidissement marqué des parties ainsi contracturées. Essayez de faire plier ce bras et décidez si la force en ce moment déployée par M. Z... n'est pas hors de rapport avec sa musculature et sa vigueur normale. Quelques légers coups sur le muscle biceps; un souffle sur l'œil, la contracture disparaît et M. Z... revient à son état normal.

Vous avez pu constater avec quelle rapidité foudroyante la fascination peut s'obtenir sur certains sujets. Si profitant de cette rapidité, on provoque l'invasion de l'état nerveux, au moment où le sujet exécute un mouvement violent mais volontaire, la contracture s'empare aussitôt des muscles volontairement contractés, le mouvement reste inachevé, le membre étant fixé dans la situation qu'il occupait au moment précis où a eu lieu la production de l'état.

Expérience n° 4. — Je prie M. C... de fermer vigoureusement le poing et, l'élevant au-dessus de sa tête de le faire tomber violemment sur mon épaule; tant que je ne le regarde pas, a exécuté ce mouvement avec une force qui fait honneur à sa musculature et témoigne de sa parfaite indépendance et liberté d'esprit; mais au moment où pour la troisième fois, il va frapper, je le fixe brusquement... le bras est resté suspendu, le poing fermé, le membre est agité de mouvements quasi tétaniques; c'est que la fascination est survenue, pétrifiant M. Cr... dans l'accomplissement de son geste énergique; le poing ne s'abattra pas... tout mouvement volontaire a disparu, le bras est maintenant en contracture complète et reste en repos.

Un léger froissement du bras fait disparaître la contracture.

Un souffle sur l'œil fait revenir le sujet à son état normal.

Tous les groupes musculaires peuvent être frappés de contracture, et on peut ainsi déterminer l'impossibilité de la locomotion, l'impuissance de la parole.

Expérience n° 5. — Je prie M. Z... de vouloir bien compter à haute voix et le plus fort possible... un,.. deux,.. trois,.. etc. Je le regarde maintenant de très près en le priant de fixer son regard sur le mien; aussitôt sa parole hésite...il poursuit cependant, faiblement.., sept... huit... neuf.... puis se tait. L'état de fascination est survenu, entraînant la contracture des muscles massèters; plus un son ne peut sortir de ses lèvres étroitement serrées l'une contre l'autre. Dans cet état, M. Z... me suit et imite les mouvements que je fais moi-même, mais je l'arrête et froisse vivement le bras droit; ce membre se contracture. Remarquez cet état bizarre. Si, prenant doucement la manchette gauche de M. Z..., je soulève le bras gauche avec précaution et que, l'ayant élevé jusqu'à l'horizontale, je l'abandonne à lui-même, le bras ne reste pas dans la position où je l'ai mis, il retombe mollement dans la verticale. Mais je remets le bras horizontal et le froisse violemment; aussitôt les muscles entrent en contracture et le membre est fixé dans la position qu'il occupe. M. Z... ayant ainsi les deux bras et une partie de la face contracturés, me suit encore, se déplace et imite mes attitudes en s'agenouillant ainsi que moi-même.

Pour rendre à M. Z... le libre usage de ses membres et de sa volonté, il suffit, par de légers tapotements sur les muscles, de faire cesser la contracture et, par un léger souffle sur les yeux, de détruire l'état nerveux.

Connaissant la facilité avec laquelle la contracture se développe chez les sujets accessibles à l'état nerveux que nous étudions en ce moment, on peut apprécier comment il est facile de disposer l'expérience de façon à en augmenter le pittoresque, et à frapper vivement l'imagination d'un public crédule et disposé à expliquer ces phénomènes par l'intervention d'une puissance surnaturelle.

Expérience n° 6. — M. Z... est prié de vouloir bien ramasser le mouchoir déposé sur le parquet. Il se baisse, saisit le mouchoir, mais, au moment de se relever, il me regarde; un brusque coup-d'œil l'hypnotise, les muscles du bras et du tronc se contracturent immédiatement, et le sujet reste immobile dans cette position gênante; il paraît n'avoir plus la force de relever le mouchoir. Un charlatan pourrait se vanter d'avoir enlevé toutes les forces musculaires de ce jeune homme et l'avoir rendu plus faible qu'un enfant. Vous savez, Messieurs, ce qu'il faudrait en croire.

Expérience n° 7. — Enfin, et pour terminer cette série d'expériences sur la contracture, je m'assieds et prie M. C... d'étendre son bras gauche et de s'appuyer fortement sur mon épaule. Il est facile de se rendre compte que, dans cette attitude, le sujet n'est en équilibre que par l'appui que je lui prête et qu'il tomberait inévitablement en avant si mon épaule venait à lui manquer. Je regarde vivement le sujet en lui commandant de de redresser ; l'état nerveux l'a saisi. Le bras est contracturé et comme il est matériellement impossible, dans cette situation, de reprendre la station normale sans une légère flexion du bras suivie d'une brusque extension, de façon à rejeter le tronc en arrière, que d'ailleurs le sujet est, par le fait même de la contracture, dans l'impossibilité absolue d'exécuter la flexion préalable, le voilà rivé à mon épaule dont il ne peut ôter sa main.

On pourrait facilement varier de mille façons ces expériences dont le fond serait toujours le même.

A côté de ces manifestations, évidemment matérielles et tangibles de l'état de fascination, il est nécessaire d'étudier l'état psychique des sujets ainsi en expérience. Dans les faits qui précèdent vous avez vu que si les sujets se trouvent dans l'impossibilité d'exercer leur volonté, ce peut être par suppression des moyens nécessaires à la libre manifestation de l'acte volitif. Maintenant, sans provoquer aucune contracture, il est facile de montrer la volonté s'usant graduellement de façon à disparaître bientôt et à laisser le sujet incapable d'aucun mouvement volontaire, sans volonté du reste, et obéissant aveuglément et inconsciemment aux ordres le plus durement formulés et les plus contraires aux convenances ou à la morale. Les actes les plus invraisemblables peuvent être commis dans cet état, le sujet n'étant plus qu'un automate qu'on pousse et manœuvre à son gré.

Il est nécessaire de faire remarquer que les jeunes gens qui, dans un but de constatation scientifique, se prêtent à ces expériences, ne sont pas les premiers venus ; leur moralité n'est pas suspecte, il est bon de le constater, la valeur de ces expériences résidant en partie dans la valeur même des sujets sur qui elles sont produites. Enfin, dans ces expériences, au lieu de me tenir aussi rapproché que possible des sujets, je vais laisser entre eux et moi une distance de quelques pas, éloignant ainsi le point lumineux, origine apparente de tous ces phénomènes.

Expérience nº 8. — M. Z..., invité à dire son nom, répond à haute et intelligible voix, Z...

— Comment vous appelez-vous? — Z...

— Non, Monsieur, vous mentez, vous vous appelez Bertrand!

L'attitude du sujet est devenue singulière, ses yeux sont fixés sur les miens, injectés, la pupille s'est dilatée, les syllabes de son nom sortent violemment de ses lèvres comme s'il était agité par une violente colère; la face est empourprée, mais peu à peu une étrange modification se produit; sous l'influence apparente de ce nom de Bertrand, répété fermement à plusieurs reprises, le sujet abandonne son nom peu à peu, lambeaux par lambeaux, enfin la volonté est complétement éteinte.

— Comment vous appelez-vous? — Bertrand.

Le changement d'attitude du sujet est manifeste; il est devenu pâle, semble s'abandonner, le corps a pris une apparence de lassitude, ses traits offrent l'expression d'une fatigue immense, et c'est comme dans un demi-sommeil, avec une voix sourde et sans éclat que M. Z... répond à mes questions : Comment vous appelez-vous? — Bertrand.

Et maintenant, ce jeune homme est plié comme un automate à tous mes ordres, et vous le voyez se jeter à mes genoux, lever les bras, les plier, se courber, se jeter à terre aussitôt que je lui en donne l'ordre. Il est bien dans l'état nerveux dont je vous ai précédemment montré les manifestations; vous pouvez vous en assurer à la contracture immédiate qui se manifeste dans tous les muscles que je froisse, à la manière dont il imite mes gestes et dont, quand je m'approche de lui et lui parle directement, il répète mes paroles en imitant toutes les inflexions de la voix.

Expérience n° 9. — Dans cet état de fascination où la volonté semble absolument éteinte, toutes les facultés intellectuelles n'ont point disparu, et l'imagination semble au contraire fonctionner avec une intensité inimaginable. En effet, les idées, les suggestions jetées dans ce cerveau en partie paralysé donnent naissance à des hallucinations ou plutôt à des illusions immédiates. Nous en avons la preuve dans l'expression de physionomie, dans la mimique, dans les exclamations du sujet en expérience.

Mettant M. C... dans l'état particulier qui fait l'objet de notre étude, et dirigeant son regard vers un point quelconque de la salle, je lui décris un paysage imaginaire, des arbres couverts de fleurs, des oiseaux chantant dans le feuillage ; sa figure prend une expression de ravissement étrange ; c'est presque une transfiguration , il semble écouter avec béatitude le chant des oiseaux.

Maintenant, ramenant son regard vers le parquet, je lui décris une rivière roulant ses flots transparents sur un lit de sable et de mousse, et l'invite à prendre un bain ; la chaleur, lui dis-je, est accablante et ces ondes fraîches vont ranimer vos membres engourdis et lassés. Vous le voyez, il se précipite, et, les mains jointes dans l'attitude d'un homme qui se jette à l'eau d'un point élevé, il se précipite à corps perdu sur le parquet, s'y roule et exécute des mouvements de natation ; la chute et le choc ne l'ont point tiré de cet état bizarre, il nage toujours. Mais je lui crie : « Soutenez-vous sur moi, à cause de la crampe que vous avez dans la jambe gauche », et aussitôt ce membre devient immobile. C... se livre à des mouvements désespérés semblables à ceux d'un homme qui se noie ; sa figure exprime la terreur ; il saisit ma main et se redresse avec bonheur comme au sortir d'un grand danger. Engageons-le à se réchauffer en buvant un verre de fine eau-de-vie. Il saisit avec empressement ce verre d'eau pure et donne en le buvant des signes de satisfaction évidente ; interrogé sur la nature et la qualité du liquide qu'il vient de boire, il répond : « Cette eau-de-vie est très bonne. »

Un léger souffle sur les yeux fait cesser cette scène bizarre et M. Cr... ayant repris possession de ses facultés, de son libre arbitre, n'a aucun souvenir de ce qui vient de se passer.

Dans cette expérience, y a-t-il eu hallucination ou illusion ; les objets vus par le sujet avaient-ils un substratum matériel, ou n'étaient-ils qu'une extériorisation d'une construction imaginative purement idéale ?

Il semble, et je crois pouvoir le démontrer, que l'hallucination n'existait pas et que le sujet fixait réellement un point matériel qu'il déformait par l'imagination, et auquel son idéation surexcitée prêtait les formes et les attributs de l'objet décrit et suggéré.

Expérience n° 10. — En effet, remettant en expérience M. Z..., développant sur lui rapidement les phénomènes de contracture, d'imitation précédemment décrits, je lui indique du doigt un point dans l'espace et lui décris une figure burlesque, qui excite aussitôt son hilarité ; c'est un bonhomme à nez gigantesque, tirant la langue, coiffé d'un bonnet de coton. Il le voit, il en rit : Que vois-tu là ? « Quel drôle de bonhomme ! »

Maintenant, mettons rapidement devant l'œil droit de Z... ce verre prismatique. Sa figure exprime une stupéfaction évidente. Demandez-lui la cause de cet étonnement, vous entendez la réponse : « Ils sont deux maintenant. »

La conclusion me semble évidente et forcée. Des rayons qui n'existent pas ne peuvent être réfractés, et là, il y a eu par un phénomène de réfraction doublement de l'image. Cette image avait donc un substratum matériel, mais déformé par l'imagination ; l'hallucination n'était qu'apparente, et c'est réellement à une illusion qu'il faut rapporter les phénomènes dont vous venez d'être les témoins.

Il est nécessaire de faire une remarque au sujet des actes provoqués dans cet état particulier de fascination ; ils ne sont spontanés à aucune de leurs périodes, et ne peuvent être comparés aux actes provoqués dans le somnambulisme. En effet, dans ce dernier état, l'idée suggérée se développe dans le cerveau du sujet qui, de lui-même et sans qu'il soit besoin d'agir de nouveau par la parole, exécute un acte compliqué ou une série d'actes ; dans l'état de fascination, au contraire, chaque mouvement doit être sollicité ; le sujet ne suit pas une idée qu'il élabore, il exécute machinalement, automatiquement le geste qu'on lui suggère et resterait inerte au milieu de l'accomplissement d'un acte, si une volonté étrangère à la sienne n'en sollicitait la réalisation complète.

Tels sont les principaux phénomènes se rattachant à cet état nerveux qui semble mériter un nom particulier, et que je crois être le premier à décrire (1) ; il se place à côté de la catalepsie, de la léthargie et du somnambulisme, sans pourtant se confondre avec aucun d'eux. Cet état provoqué par la fixation intense d'un point brillant, mais d'une intensité médiocre, a pour caractères particuliers l'élévation du pouls et de la température, une dilatation marquée de la pupille, l'analgésie, la contracture de tout muscle violemment contracté sous l'influence de la volonté ou froissé par l'opérateur, l'impulsion irrésistible à suivre le point brillant sur lequel est fixé le regard ; la parésie de la volonté ou aboulie ; l'exaltation de l'imagination poussée au point de provoquer l'illusion ou l'hallucination, et enfin, le développement de l'instinct d'imitation jusqu'à la reproduction servile et exacte des mouvements, gestes, attitudes, physionomie, paroles...

CATALEPSIE.

Cet état de fascination se relie à la catalepsie et il est facile de faire passer un sujet du premier au second de ces états. Il suffit pour cela d'augmenter l'intensité du point lumineux.

---

(1) L'état nerveux étudié et décrit par Braid semble être un mode incomplet de fascination, s'établissant chez des sujets très nerveux. Je n'ai pu, jusqu'à présent, le reproduire que sur quatre personnes, dont une jeune femme (non malade), très remarquable par la facilité avec laquelle, à l'état de veille, on détermine sur elle, par suggestion, des phénomènes de contracture et d'analgésie, sans qu'on puisse provoquer aucune illusion ou hallucination de la vue ou de l'ouïe.

Expérience n° 11. — M. Z... est invité à me regarder fixement et de très près ; le voilà, en quelques secondes, plongé dans l'état nerveux, précédemment décrit, et vous pouvez constater tous les phénomènes déjà indiqués d'imitation, obéissance automatique, etc. Dirigeant alors le regard du sujet sur ce quadruple bec de gaz, et augmentant ainsi l'intensité lumineuse du point fixé, l'état apparent du sujet semble se modifier immédiatement ; la pupille est toujours dilatée, mais la face d'abord empourprée est subitement devenue pâle, exsangue. La fascination a fait place à la catalepsie. Le sujet est là, fixe, immobile, sans mouvement, l'œil perdu dans une véritable extase. Les membres sont en résolution et néanmoins gardent la position qu'on leur donne ; mais tout froissement musculaire détermine la contracture des masses ainsi froissées. L'anesthésie est complète ; enfin, le sujet paraît insensible aux sollicitations extérieures. Interpellé, interrogé, il ne paraît avoir aucune perception de ce qui se passe autour de lui.

Si maintenant le forçant, en lui détournant la tête, à quitter ce point lumineux si brillant, je lui fais fixer mon regard, nouveau changement : la face se colore, et le sujet, arraché à son immobilité, me suit, m'imite, et témoigne par son attitude du changement qui s'est produit dans le fonctionnement de ses organes cérébraux.

Cet état particulier de catalepsie différerait par la possibilité de détermination des contractures, de la catalepsie des hystéro-épileptiques, nous en rapportant sur ce sujet aux descriptions de MM. Charcot et Richer. Enfin, cette catalepsie expérimentale présente un caractère particulier. C'est la continuation automatique des mouvements rhythmés imprimés à un membre.

Expérience n° 12. — Mettant en catalepsie M. Cr..., j'imprime à son bras droit un mouvement rhythmé, d'avant en arrière et d'arrière en avant, et après avoir déterminé cinq oscillations complètes, j'abandonne le bras à lui-même. Vous le voyez, le mouvement continue automatique; j'imprime au bras gauche et à la tête des mouvements de rotation, d'extension et de flexion, et tous ces mouvements une fois provoqués, persistent avec leur régularité première.

Il semble que dans cet état de catalepsie, toute vie cérébrale ait cessé, et que le sujet en expérience ne vive plus que d'une vie médullaire. La continuation automatique de ces mouvements a lieu évidemment en vertu d'actes réflexes, analogues à ceux déterminant la production d'actes qui, dans la vie normale, à l'état de veille, sont commencés sous l'influence de la volonté et sont continués d'une façon inconsciente, alors que la volonté, les facultés intellectuelles sont pour ainsi dire absorbées dans un fait distinct de l'acte primitif. Telles sont, par exemple, les actions de marcher, de continuer sa route, d'éviter les obstacles en songeant à toute autre chose qu'à guider ses pas; l'action machinale des exercices de doigté et de mécanisme dans l'étude du piano et du violon, alors que la pensée de l'artiste est bien éloignée de l'exercice ennuyeux, mais indispensable qui doit assouplir ses doigts.

Cet état de catalepsie étant connu de tous, je ne m'y arrêterai pas davantage, mon but étant non pas de me livrer à une étude complète des états nerveux déjà entrés dans la science, mais de vous faire constater *de visu* que les états de fascination, de catalepsie, de léthargie et de somnambulisme peuvent être provoqués chez des sujets sains. Aussi vais-je montrer rapidement, et sans m'y appesantir, ces diverses manifestations.

Léthargie.

Expérience n° 13. — M. Cr... est en catalepsie. Si alors lui mettant les bras en croix, je les malaxe légèrement, vous pouvez constater une contracture intense. Fermons l'œil gauche du sujet, vous constatez qu'en peu de temps le bras gauche s'est détendu, est entré en résolution, et finalement retombe doucement le long du corps, le côté droit restant toujours contracturé. L'occlusion de l'œil droit amène la résolution du bras droit, mais en même temps le corps s'est affaissé, et le fauteuil que j'avais fait disposer à l'avance a reçu ce jeune homme qui paraît dormir profondément. L'état nouveau qui se présente est la léthargie. Les yeux sont fermés, les membres flasques retombent lourdement quand on les soulève, et le sujet, comme vous pouvez vous en convaincre par son attitude aux pincements, aux chatouillements, aux simples attouchements, a une sensibilité complète au tact et à la douleur. Sa figure est suffisamment expressive à ce sujet.

(Il y a lieu à ce propos de faire une remarque : c'est que dans cet état de léthargie, l'état de la sensibilité varie non seulement de sujet à sujet, mais dans le même sujet suivant des circonstances qui sont encore inconnues. Aujourd'hui ce sujet présente, en léthargie, une sensibilité évidente ; il y a quelques jours, il montrait dans ce même état une anesthésie des plus marquées, toutes les conditions intrinsèques et extrinsèques à l'individu semblant égales, d'ailleurs. Il reste donc beaucoup d'inconnues à dégager dans cet intéressant problème.)

Il est facile de répéter, sur ce sujet, l'expérience devenue classique, qui consiste à déterminer la contracture d'une moitié latérale du corps par l'exposition à la lumière de l'œil correspondant, dont on entr'ouvre un moment les paupières.

J'ouvre successivement chaque œil, et vous voyez successivement les moitiés latérales droite et gauche se contracturer.

Le corps est maintenant rigide comme une barre d'acier, et le faisant reposer par la nuque et les talons sur deux chaises écartées de toute la longueur du corps, il reste rigide et peut même soutenir le poids d'un homme assis sur la partie médiane que rien ne supporte.

Des coups légers, successivement appliqués sur les masses musculaires, détruisent les contractures, et un léger souffle dans l'œil amène le réveil complet.

Expérience n° 14. — M. Z... est mis successivement en fascination et en catalepsie, ses paupières sont alors fermées avec une légère pression sur les globes oculaires. L'état léthargique se manifeste, les membres sont en résolution, ne gardant pas la position qu'on leur donne, mais retombent lourdement le long

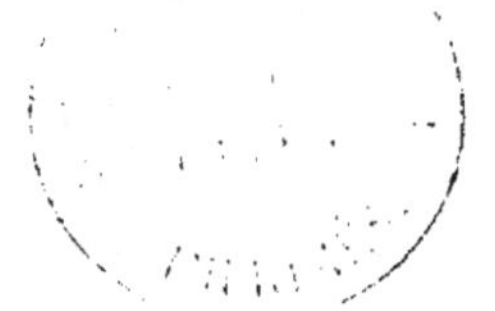

du corps. Dans cet état de léthargie, l'excitabilité neuro-musculaire est aussi développée que chez les malades de la Salpêtrière et de la Pitié, et l'application de ce léger bâtonnet sur le nerf cubital à son passage au coude gauche, détermine la contracture digitale connue sous le nom de griffe cubitale. L'excitation du nerf radial au niveau de l'épicondyle du membre droit, détermine la griffe radiale.

La léthargie peut se produire d'emblée sans passer par les états précédents de fascination et de catalepsie. Cet état se manifeste chez un grand nombre de sujets par l'occlusion des paupières accompagnée d'une légère pression sur les globes oculaires.

Ici je dois faire deux remarques.

1° Chez certains sujets, cette occlusion palpébrale, accompagnée d'une légère pression, détermine le somnambulisme immédiat ;

2° La rapidité de production de la léthargie (1) paraît en rapport direct de la facilité de production des phosphènes. Il semble que la sensation lumineuse ainsi déterminée agisse comme l'impression lumineuse elle-même, et que l'individu s'hypnotise sur ses phosphènes, comme il s'hypnotiserait sur une lumière réelle.

Expérience n° 15. — M. Cr..., est assis dans un fauteuil, je lui ferme les yeux en appuyant légèrement de façon à déterminer des phosphènes, qu'il signale lui-même, et après une attente de quelques secondes, un changement subit se fait dans l'attitude du sujet ; il s'abandonne et se renverse dans le fauteuil, après avoir fait entendre une sorte de hoquet. Cette inspiration bruyante et rapide se manifeste très souvent, au début de l'invasion de cet état nerveux.

Chez ce sujet, la sensibilité cutanée est devenue très obtuse, sinon complétement abolie, et les phénomènes de surexcitabilité neuro-musculaire sont manifestes par la production facile des griffes radiale et cubitale, provoquées par l'excitation des nerfs et détruites par une légère malaxation des muscles extenseurs.

(1) Ou du somnambulisme

Dans cet état de léthargie ainsi constaté, j'ouvre l'œil gauche et le laisse exposé quelques secondes à la lumière, immédiatement tout le côté gauche du corps se raidit et entre en contracture. Rouvrons de nouveau l'œil gauche, la contracture se dissipe peu à peu, le côté gauche entre en résolution. Vous voyez la vérification de ce principe posé par M. Dumontpallier : « La cause qui fait, défait. »

Si, sur ce jeune homme en léthargie et dont les membres sont en résolution complète, je souffle légèrement dans l'oreille droite, le même phénomène de contracture se reproduit, et toujours du côté correspondant, toute la partie latérale droite du sujet est en contracture, l'autre moitié restant en résolution.

En soufflant dans l'oreille gauche, la moitié latérale gauche se contracture à son tour, et le sujet se trouve changé en barre rigide qu'on remue tout d'une pièce.

Pour faire passer cet état de contracture, il suffit de faire agir de nouveau la cause qui l'a produit, et en soufflant tour à tour dans les deux oreilles, la résolution musculaire apparaît de nouveau.

L'irritation successive de chaque narine, au moyen d'un morceau de papier, détermine successivement la contracture de chaque moitié du corps correspondant à la narine irritée.

L'application du même moyen dissipe à son tour la contracture et fait revenir à la résolution musculaire.

Un souffle sur les globes oculaires, et le sujet se réveille n'ayant point conscience des phénomènes dont il a été l'objet.

SOMNAMBULISME.

Expérience n° 16. — M. Z... étant assis dans un fauteuil, je le regarde fixement, lui me fixant de même. En trente ou quarante secondes, le voilà qui s'endort. Ses paupières se sont fermées, ses membres sont en résolution complète ; il gît dans ce fauteuil comme un homme endormi, accablé de fatigue. Ce sommeil, profond, complet, absolu est la léthargie ; vous en connaissez les caractères. M. Z... appelé par son nom ne répond pas, il est insensible aux sollicitations extérieures ; mais une rapide friction sur le vertex dissipe en partie ce sommeil profond ; M. Z... répond maintenant à son nom. Nous sommes en présence d'un sommeil partiel, le Somnambulisme. Sous l'influence de quelque réflexe encore mystérieux, des parties encore indéterminées de l'encéphale se sont réveillées, ont repris leur fonctionnement, pendant que tout le reste dort. Il en résulte un état tout particulier, dans lequel l'individu conservant en partie sa volonté, mais accessible aux suggestions, agit comme dans un rêve, croit réelles les images qu'on lui décrit, accepte comme vraies les conceptions erronées qu'on lui suggère et agit en conséquence par un enchainement logique de ses propres idées. Il suffit de faire naître chez ce jeune homme l'idée de la soif pour qu'immédiatement et de lui-même il demande à boire, boive et fasse des réflexions sur la nature du liquide ingéré. Facilement trompé sur la qualité et la quantité de ce qu'il vient de boire (de l'eau pure), il agit en raison de l'idée suggérée. Persuadé qu'il a trop bu de liqueurs alcooliques, il veut rentrer chez lui, prend de lui-même l'attitude, la démarche d'un homme enivré, et bientôt roule à terre, en apparence ivre-mort.

Faisons maintenant naître en lui l'idée de chaleur accablante et conduisons-le par la pensée près d'une rivière limpide, vous voyez que de lui-même, il arrive à l'idée du bain, qu'il se déshabille, et bientôt sans autre excitation se précipite dans ce qu'il croit être une eau rafraîchissante et exécute divers mouvements de natation ; bien différent en cela de l'état de fascination dans lequel vous l'avez vu tout à l'heure, et où incapable de passer d'une idée à une autre, il n'exécutait strictement que l'acte qu'on lui suggérait, et ne pouvait prendre aucune détermination personnelle.

Pour cet état de somnambulisme, depuis un siècle déjà, étudié et décrit, je ne puis que confirmer l'exactitude de toutes les remarques déjà faites, et constater que dans ce somnambulisme provoqué, comme dans le somnambulisme spontané, certains sens, certaines facultés même suivant les sujets prennent une intensité ou une finesse remarquable. Chez l'un la force musculaire augmente dans des proportions que je cherche à déterminer au dynamomètre, chez l'autre, l'ouïe sera surexcitée d'une façon remarquable, chez un troisième, l'intelligence paraît se développer.

Un de mes jeunes parents, mis ainsi en somnambulisme, a pu résoudre très élégamment et rapidement un difficile problème de trigonométrie qui l'embarrassait fort un certain soir, et qui ne l'embarrassait pas moins, l'état somnambulique évanoui et remplacé par l'état de veille. Est-il besoin de dire que ce jeune homme, élève d'un de nos lycées, n'était point absolument étranger aux sciences mathématiques et qu'il n'y a dans ce fait qu'une surexcitation intellectuelle, extraordinaire sans doute, mais ne présentant rien de merveilleux.

Ayant ainsi rapidement passé en revue les différents états hypnotiques, dont vous avez pu constater l'authenticité, il est nécessaire d'établir que ces phénomènes sont loin d'être rares et de constituer une exception. Je connais 97 jeunes gens sur qui on peut reproduire à volonté tous ces états nerveux. Ici, à Paris, dans une série de neuf jeunes gens, appartenant à des professions libérales, et ayant consenti à se prêter à ces expériences, deux ont pu être dans l'espace de quelques minutes plongés dans ces états nerveux de fascination, de catalepsie, de léthargie et de somnambulisme. Dans quelle proportion ces sujets impressionnables existent-ils ? Qui peut répondre à cette question ? Il doit y avoir des conditions de races, de milieux, d'habitudes, de culture intellectuelle peut-être, qui ne seront dégagées qu'avec le temps et l'étude.

L'important, dans ce moment, c'est de faire constater l'existence de cet état de fascination qui est de nature à frapper vivement l'esprit. Cet état où le sujet en expérience devient instantanément une véritable machine, obéissant inconsciemment aux ordres que lui dicte une volonté étrangère, où il est soumis à des hallucinations ou illusions de tous les sens, provoquées et dirigées par un expérimentateur quelconque, pouvant laisser en quelques cas dans l'esprit, dans la mémoire, des traces ineffaçables, cet état, dis-je, n'intéresse pas seulement le physiologiste ou le médecin. La connaissance exacte des conditions nécessaires et suffisantes à la production de ces phénomènes, leurs différentes particularités ne sont pas indifférentes pour le philosophe et l'historien, et leur étude peut jeter un nouveau jour sur le fonctionnement cérébro-psychique, et sur la possibilité de certains faits que l'histoire n'enregistre encore qu'avec une prudente circonspection. Le magistrat lui-même est intéressé à la connaissance de faits qui, dans beaucoup de cas, peuvent être de nature à déplacer singulièrement certaines responsabilités.

C'est à tous ces titres que j'ai cru de mon devoir de répéter devant vous des expériences ayant, je le regrette, un caractère théâtral que je me suis efforcé d'atténuer dans la mesure du possible, mais qui devaient être vues de près pour être acceptées par tous. Il est temps que de pareils phénomènes soient étudiés par des hommes compétents et arrachés aux charlatans qui les exploitent depuis si longtemps. Quoi qu'il en soit, à ce point de vue particulier, il me semble impossible de méconnaître l'intérêt multiple présenté par ces phénomènes hypnotiques dont l'étude méthodique semble devoir s'imposer et qui déjà fait entrer dans le domaine des faits irrécusables, que l'action de certains agents physiques détermine dans l'organisme cérébral, par un processus inconnu, des changements matériels transitoires, entraînant une déviation fonctionnelle de la volonté, de la mémoire, du jugement, et de tout ce que l'on regarde généralement comme des facultés purement psychiques.

Dr P. Brémaud.

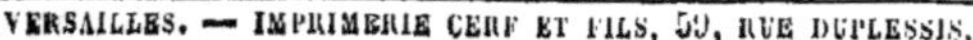

VERSAILLES. — IMPRIMERIE CERF ET FILS, 59, RUE DUPLESSIS.

www.ingramcontent.com/pod-product-compliance
Lightning Source LLC
LaVergne TN
LVHW052024160826
845678LV00003B/1185

* 9 7 8 2 3 2 9 6 4 4 1 4 1 *